DU TRAITEMENT

DES

MALADIES SCROFULEUSES

PÀR LES

EAUX SALINO—IODURÉES DE SALÈS

PAR

J. RAIMONDI,

Docteur en médecine de la Faculté de Paris
et de l'Université de Naples,
Ex-chirurgien des hôpitaux de Gênes,
Lauréat de la Société d'encouragement au bien (choléra 1865-66),
Membre de la Société française d'hygiène,
Médecin de la Société Italienne de bienfaisance,
Croix de bronze et Médaille d'argent (siége de Paris, 1870-71),

PARIS

A. PARENT, IMPRIMEUR DE LA FACULTÉ DE MÉDECINE

29-31, RUE MONSIEUR-LE-PRINCE, 29-31

1877

DU TRAITEMENT

DES

MALADIES SCROFULEUSES

PAR LES

EAUX SALINO–IODURÉES DE SALÈS

PAR

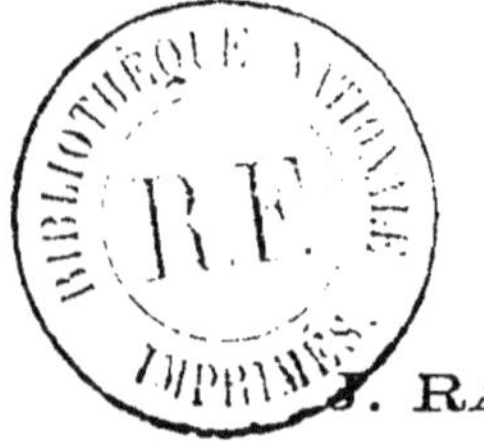

J. RAIMONDI,

Docteur en médecine de la Faculté de Paris
et de l'Université de Naples,
Ex-chirurgien des hôpitaux de Gênes,
Lauréat de la Société d'encouragement au bien (choléra 1865-66),
Membre de la Société française d'hygiène,
Médecin de la Société Italienne de bienfaisance,
Croix de bronze et Médaille d'argent (siége de Paris, 1870-71),

PARIS

A. PARENT, IMPRIMEUR DE LA FACULTÉ DE MÉDECINE

29-31, RUE MONSIEUR-LE-PRINCE, 29-31

—

1877

AVANT-PROPOS

Ayant séjourné pendant trois années à Rivanazzano où se trouve l'établissement de Salès, je fus frappé des guérisons obtenues dans un temps relativement court par l'usage de ces eaux ; j'ai observé avec d'autant plus d'intérêt, que pour des motifs de santé je venais de quitter un service chirurgical à l'hôpitalprincipal de Gênes où sont traitées les maladies scrofuleuses et où des difficultés administratives s'opposaient à leur emploi.

Dans cet établissement hospitalier le traitement est pourtant des plus rationnels et des plus complets. Séjour à la campagne, bains de mer, nourriture excellente, etc.; toutefois les résultats sont loin d'être comparables à ceux vraiment surprenants, obtenus moyennant le traitement des Eaux de Salès.

C'est avec la plus profonde conviction que j'ai rédigé ce petit travail qui, je l'espère du moins, sera utile à l'humanité souffrante, en vulgarisant en France l'usage de ces sources salutaires.

DU TRAITEMENT

DES

MALADIES SCROFULEUSES

PAR

LES EAUX SALINO-IODURÉES DE SALÈS

> « La scrofule est donc le principe le plus actif de la destruction de l'espèce humaine ; aucune autre maladie ne fait des victimes aussi jeunes ni aussi nombreuses. Il n'en est aucune qui abrége autant la durée de la vie. »
>
> LUGOL.

L'efficacité du traitement des maladies chroniques par les eaux minérales est tellement indiscutable aujourd'hui, et l'hydrologie a tellement pénétré dans la pratique médicale, que, à aucun esprit sérieux, ne viendra l'idée de le mettre en doute. — La France est, sans contredit, le pays le plus heureusement doté en eaux minérales, et leur composition est si variée, que bien rarement le praticien aura besoin d'avoir recours, pour y envoyer ses malades, soit à des stations d'eaux minérales étrangères, soit à des eaux transportées pour traitement sur place. Mais dans cette immense quantité d'eaux minérales, je n'en connais aucune qui puisse, à juste titre, porter le nom d'eau iodurée, tellement les quantités d'iodure que l'analyse y révèle sont minimes. — Les eaux de Salins, de Salies-de-Béarn, de Challes, d'Aulus, d'Uriage, etc., les plus iodurées sont d'une infériorité telle pour la quantité d'iode, comparativement à la source dont je vais esquisser l'histoire, que j'ai cru remplir un devoir en contribuant, dans la limite de mes forces, à la faire connaître en France, où ses applications ont rendu déjà et rendront encore des services signalés.

Le Dr Prosper de Pietra Santa, si honorablement connu par ses remarquables travaux d'hygiène et d'hydrologie médicale, a déjà rendu un puissant hommage à l'eau de Salès dans un article publié par l'Union médicale du 11 juillet 1872.

L'importance de la découverte d'une eau naturelle où l'iode se trouve associé à l'élément organisé, et en quantité considérable, n'a pas échappé aux médecins italiens, qui ont reconnu en elle un médicament efficace contre cette redoutable maladie désignée vulgairement sous le nom de scrofule.

J'entends, avec les auteurs classiques, par *scrofule, scrofulose, humeurs froides, écrouelles, strume*, une maladie chronique. constitutionnelle, héréditaire, non contagieuse, dont les manifestations peuvent occuper :

a. *Les ganglions* lymphatiques du cou, des aines, des aisselles, des bronches du mésentère, isolément ou en bloc. Les modifications imprimées aux glandes par la diathèse scrofuleuse peuvent aboutir tantôt à une *suppuration lente*, avec décollement de la peau, fistules, etc., tantôt à la *caséification* totale ou partielle du ganglion et quelquefois à la *tuberculisation*.

b. *La peau*. Les lésions scrofuleuses cutanées furent discernées et décrites d'abord par Willan et Bateman sous le nom de *lupus*. MM. Bazin et Hardy les nommèrent *scrofulides*. Ce dernier en admet cinq classes :

1° *Scrofulide erythémateuse*, désignée sous le nom d'*érysipèle chronique*, caractérisée par une teinte spéciale d'un rouge veineux, commune à toutes les lésions strumeuses siégeant de préférence sur le nez, sur les joues et sur les lèvres.

2° *Scrofulide acnéique ou cornée*, constituée par des saillies pointues, dures, de consistance cornée, implantée sur une surface érythémateuse de la couleur caractéristique rouge vineux;

3° *Scrofulide pustuleuse* qui était anciennement désignée sous le nom d'*impetigo scrofuleux malin* ou *impetigo rodens*, représentée d'abord par des pustules petites, confluentes, recouvertes ensuite par des croûtes jaunes, noirâtres, persistantes, recouvrant et dissimulant des ulcérations profondes et étendues ; son siége favori est le nez, les joues, les lèvres.

4° *Scrofulide tuberculeuse.* — Trois variétés : 1° le tubercule ne s'ulcère pas et peut durer indéfiniment ; 2° l'ulcération envahit le tubercule et s'étale en superficie et constitue la lésion que les anciens appelaient *lupus vorax en superficie*; 3° l'ulcération du tubercule se limite en étendue, mais gagne en profondeur et détruit successivement la peau, le tissu cellulaire, les cartilages et les os. C'est la variété la plus grave de toutes les scrofulides.

5° Scrofulide phlegmoneuse, caractérisée par de petits abcès phlegmoneux limités à l'épaisseur du derme de durée très-longue.

6° Enfin le docteur Guibout décrit une sixième variété de scrofulide, la scrofulide rupiforme qui a tous les caractères du rupia mais qui reconnaît ponr cause la diatbèse scrofuleuse.

c. Les *muqueuses*. La *muqueuse nasale*, coryza chronique, ulcérations, ozène, la muqueuse palpébrale ; *blépharite* chronique, conjonctivite granuleuse, épiphora etc. ;conduit auditif, otorrhée, surdité, carie des os, etc. La muqueuse profonde du pharynx, des bronches, des intestins, etc. *Vulve*, vulvite chronique avec suppuration chez les jeunes filles. *Esthiomène* chez les femmes adultes (Huguier 1845).

d. Le *tissu cellulaire*, abcès froids.

e. Le *tissu ostéo-fibreux*, carie avec suppuration abondante et interminable, collections purulentes, altérations des os, des cartilages, des tissus fibreux péri-articulaires, connues sous le nom de *tumeurs blanches*.

f. Les *viscères*. Engorgement ou dégénérescence tuberculeuse chez l'enfant des ganglions mésentériques, *carreau;* chez l'adulte tuberculose pulmonaire à marche lente et torpide sans hémoptysies, *bronco-pneumonie caséeuse*, *dégénérescence amyloïde des reins et du foie, dégénération caséeuse des capsules surrénales.*

La maladie scrofuleuse mise en doute par Velpeau, niée par M. Piorry et par l'Ecole organicienne et localisatrice à outrance, a fixé de tout temps, à commencer par Hippocrate, l'attention des médecins. Les auteurs modernes l'ont étudiée surtout dans ses rapports avec les autres affections qui peuvent se développer sur l'individu qui en est atteint. Pour Lugol, la scrofule presque toujours héréditaire est identique à la tuberculose. MM. Bouchut et Desprès font remarquer la relation intime de la scrofule et de la tuberculose : « Partout où se montre le tubercule règne la scrofule, et c'est une erreur d'avoir songé à séparer ces deux maladies l'une de l'autre, car elles se tiennent comme l'effet à la cause, et l'ombre à la lumière ». — (Bouchut et Desprès). Selon Grisolles chez les scrofuleux qui succombent à une période avancée de la maladie, on trouve des tubercules dans un plus ou moins grand nombre d'organes; ainsi on en rencontre à peu près constamment dans les poumons. Mais il ne regarde pas le tubercule comme un produit essentiel de la diathèse scrofuleuse. Pour le professeur Jaccoud (Traité de pathologie interne p. 876) la présence de tubercules dans les ganglions, les os, ou les viscères, démontrent simplement la coexistence possible des deux diathèses ; par conséquent la théorie des pathologistes qui ont admis l'identité des deux maladies est erronée. Mais il signale entre les autres terminaisons possibles de la scrofulose la pneumonie, et la phthisie caséeuse.

Graves (1), et avec lui d'autres éminents médecins, ne voient dans la tuberculose pulmonaire que la manifestation la plus grave de la scrofule, et le professeur Jaccoud lui-même, qui

(1) Graves. Clinical lectures. Dublin, 1837-1848.

nie l'identité de la scrofulose et de la tuberculose, après avoir admis comme cause commune des deux maladies, la *débilité constitutionnelle « diathèse à produits imparfaits, essentiellement constituée par l'imperfection, ou plus exactement par l'insuffisance de la nutrition,* ce terme étant pris dans son sens physiologique le plus étendu ». « D'autre part il n'est pas rare que des parents scrofuleux *non tuberculeux* engendrent des enfants qui deviennent tuberculeux : ces faits-là sont en faveur de la doctrine de Graves, car en admettant même que les parents n'ont transmis que la faiblesse constitutionnelle, il faut bien reconnaître que cette disposition mauvaise, qui n'avait causé que la scrofule chez les générateurs, a amené la tuberculose chez leur produit ; de sorte que, *ici,* le tubercule est bien sans conteste la manifestation dernière de la scrofule évoluant d'une génération à l'autre » (1).

Mais il faut reconnaître que la phthisie pulmonaire peut se développer aussi indépendamment de la scrofule ; elle est en général sous la dépendance de toute cause cachectique, syphilitique, cancéreuse, etc., portant dans l'organisme un trouble profond dans la nutrition, avec l'épuisement comme conséquence finale. A ce titre la phthisie pulmonaire mérite bien le nom de maladie de misère physiologique, au même titre que la scrofule qui peut s'accompagner d'un embonpoint considérable ; ses manifestations cutanées, ses scrofulides peuvent coexister de même avec les apparences d'une santé relativement bonne.

Mais en général, la phthisie pulmonaire reconnaît pour cause la diathèse scrofuleuse, soit que la maladie ait affecté déjà l'individu lui-même, soit que, sans avoir présenté de manifestations, on doive la faire remonter à des parents scrofuleux. A ce point de vue, la scrofule, comme nous l'avons fait remarquer plus haut, mérite encore de faire

(1) Jaccoud. Traité de pathologie interne.

l'objet d'une étude approfondie qui ne peut que jeter un nouveau jour sur l'étiologie de la tuberculose, et en diminuer les effrayants ravages ; il faut s'efforcer de combattre cette maladie de l'individu à naître, avant qu'elle ait eu le temps, ou de le tuer, ou de lui imprimer ses stigmates indélébiles, et de déposer dans son organisme le germe fatal qui devra éclore et empoisonner plus tard toute son existence.

Quel est donc le devoir du médecin lorsqu'il rencontre dans sa pratique une femme enceinte, et qu'il reconnaît que l'un des procréateurs ou que tous les deux sont scrofuleux ? Il ne devra pas hésiter à conseiller à la mère un traitement anti-scrofuleux pendant tout le temps de la gestation ; il pourra ainsi empêcher que le fœtus ne vienne à mourir avant terme, comme cela arrive souvent, le préserver de contracter la diathèse maternelle, et combattre le vice paternel s'il existe.

A l'appui de cette théorie, j'ai recueilli six observations, qui, sans constituer une preuve décisive, peuvent encourager le médecin à suivre cette pratique, exempte en tout cas de tout danger.

Non-seulement des parents scrofuleux peuvent engendrer des enfants avec le germe de cette maladie, mais des parents parfaitement sains peuvent avoir une descendance atteinte d'écrouelles. Lebert en recherchant les antécédents n'a rencontré l'hérédité que chez un tiers de ses malades. Les observations de Lebert démontrent que dans les grandes villes la dégénérescence de l'espèce humaine s'effectue avec une vertigineuse rapidité. En effet, étant hors de doute que presque toujours des parents scrofuleux donneront le jour à des enfants scrofuleux, et qu'à ce nombre déjà énorme, sous l'influence de causes diverses, viendra s'en ajouter encore une quantité assez considérable, on aperçoit quelle place peut occuper, dans le cadre pathologique, la maladie scrofuleuse.

Les progrès de l'hygiène publique et privée restreindront

sans doute peu à peu le nombre de ces causes, mais c'est le médecin seul qui pourra, en exerçant sa légitime autorité sur les familles, diminuer la cause de la scrofule. Dans les grandes villes, à Paris surtout, la cause principale occasionnelle de la scrofule est l'allaitement des enfants par des nourrices étrangères, et particulièrement l'élevage des enfants envoyés à la campagne où la nourrice mercenaire prive de soins nécessaires les pauvres êtres qui lui sont confiés; ceux-ci reçoivent au lieu du sein une nourriture lourde, souvent insuffisante; bien heureux ceux qui ont pour nourriture du lait de vache ou de chèvre. Lugol a constaté qu'une nourrice scrofuleuse communiquait toujours ce vice au nourrisson. J'ai observé plusieurs fois que des enfants nés de parents qui avaient toutes les apparences de la santé, élevés au biberon avec du lait de vache, à la campagne, présentaient une constitution lymphatique exagérée, et bien souvent des accidents scrofuleux; je ne parle pas des enfants élevés avec du lait de vache à Paris, même par la mère; ceux-là ne deviennent pas scrofuleux, car il est bien rare que leur existence se prolonge au delà d'un an.

Il est certain que le médecin, pour éliminer cette cause de scrofule, doit faire tout son possible pour substituer l'allaitement maternel à l'allaitement mercenaire ou artificiel.

Lugol a signalé une autre cause puissante qui dans les villes épuise l'organisme humain, c'est l'excès de travail et les émotions qui agitent les esprits préoccupés par l'idée d'accumuler des fortunes en peu de temps. Nous ne pouvons guère remédier à cette cause. Des réformes sociales intelligentes pourront obvier à cet inconvénient; dans tous les cas le médecin devra, dans les limites du possible, déconseiller le mariage des individus sains avec des scrofuleux.

Si Lugol a été un peu excessif dans cette théorie, au point de demander la confection d'une loi ayant pour but d'interdire le mariage aux individus atteints de scrofule, il est certain qu'il reste quelque chose à faire dans ce sens. Je crois qu'on pourrait obtenir d'excellents résultats en ajoutant au cours élémentaire d'hygiène, obligatoire dans les écoles depuis quelques années, une description des maladies transmissibles et en particulier, en faisant bien comprendre aux élèves que *la santé des enfants tire son origine de la santé des parents* (1).

En démontrant aux jeunes gens quelle source intarissable de maladies et de chagrins pour l'avenir d'une famille, dérive d'un mariage contracté avec une personne qui, sous les apparences d'une santé florissante et de la beauté, cache la constitution scrofuleuse ou même des cicatrices scrofuleuses dissimulées avec art. D'après les observations de Lugol, de Bazin, de Hardy, la scrofule est transmise non-seulement par les individus atteints de scrofule, mais par ceux-là même qui présentent les apparences d'une guérison parfaite.

Cette redoutable maladie imprime à l'économie humaine une empreinte telle qu'elle ne s'efface jamais. Quand on dit d'un individu scrofuleux qu'il est guéri, l'expression est impropre ; il peut ne pas présenter de manifestations scrofuleuses tel que atrophie ou hypertrophie des tissus envahis par la scrofule, scrofulides, etc., mais l'individu reste toujours scrofuleux et sujet à des rechutes. Si ces principes figuraient dans les traités élémentaires d'hygiène qui devraient être également enseignés dans les écoles des filles, on n'aurait pas besoin de recourir aux lois, toujours d'une application difficile, et qui auraient en outre pour résultat d'ajouter une espèce de châtiment public à la maladie du pauvre être, déjà affligé de cette infirmité, sans avoir commis aucune faute, pas même celle de naître, car tout se serait passé à son insu.

Il est également indispensable que, dans les notions élémentaires d'hygiène pour l'enseignement des écoles élémentaires des deux sexes, l'on fasse comprendre aux jeunes gens comment,

(1) Epigraphe de l'ouvrage de Lugol.

de parents non scrofuleux, peuvent dériver des enfants scrofuleux. En effet, si l'un des parents, le père ou la mère, et à plus forte raison les deux, sont sous l'influence d'une cachexie syphilitique par exemple, ils pourront dans un air malsain, dans des localités où les eaux manquent de chlorure et d'iodure, engendrer des enfants entachés de vice scrofuleux.

Dans les grandes villes surtout, où quelquefois dans une chambre étroite, qui sert en même temps de cuisine, de salle à manger, est logée toute une famille composée de cinq ou six membres (et j'en ai vu jusqu'à huit), comment ne pas admettre que les parents, soumis quelquefois à un travail de douze heures sur les vingt-quatre et avec un salaire de trois francs par jour, engendreront nécessairement des enfants scrofuleux. D'un autre côté les heureux à qui le sort a donné une position de fortune leur permettant des dépenses folles, qui passent la nuit au milieu d'excès de toute sorte, vénériens surtout, qui presque toujours contractent la syphilis, qui ne se marient qu'à l'âge de l'impuissance virile, comment produiraient-ils autre chose que des enfants scrofuleux ?

Cette autre classe des habitants des grandes villes aura également une progéniture scrofuleuse, qui pour se donner un luxe de logement et de toilette au-dessus de ses ressources, se prive de la nourriture nécessaire. C'est dans ces conditions que la scrofule mérite évidemment le nom de *mal de misère*. Mais on a vu qu'il est bien loin d'en être toujours ainsi, et que la scrofule est aussi bien l'apanage de la misère que de l'opulence. Et je dirai même que dans les classes aisées, parmi les familles anciennes, dites nobles, qui ne contractent des mariages que dans une classe également privilégiée par la fortune, les maladies scrofuleuses sont très-communes, ordinaires même. On a bien vu des fils de rois mourir jeunes, emportés par la scrofule et le rachitisme, et d'autres traîner une existence de santé peu en rapport avec leur position et leurs moyens d'existence. C'est donc, comme pour la tuberculose, une maladie de *misère*, mais de misère physiologique, de débilité constitutionnelle, selon l'heureuse expression du professeur Jaccoud, et sa fréquence est loin d'être rare, je dirai même loin d'être toujours reconnue par le médecin , dans une époque scientifique comme la nôtre où l'organicisme et les idées anatomo-pathologiques, dominent les esprits.

Une autre cause, en outre de l'hérédité, considérée comme cause des maladies scrofuleuses, c'est l'*endémie*, c'est-à-dire la délétère influence des lieux sur l'organisme humain.

On a invoqué une foule de causes pour expliquer la fréquence de cette affection dans certaines localités (la vallée d'Aoste, en Italie par exemple), comme l'excès de travail, la mauvaise nourriture, les eaux froides, et contenant un excès de sels de chaux et de magnésie, l'humidité, etc. ; toutes ces causes doivent à coup sûr avoir une influence dans la production de de la scrofule comme affaiblissant l'organisme, mais il était réservé à M. Chatin de découvrir la cause principale sinon unique de la scrofule dans ces localités, c'est-à-dire l'absence d'iode, et sa quantité insuffisante dans l'air et dans les eaux. C'est pour avoir manqué de cette notion que Lugol se trouve embarrassé pour expliquer la présence fréquente de la scrofule à *Nice*, située dans des conditions admirables de topographie ; à *Utelle*, village exposé au midi, et situé sur une montagne ; à *Reims* et dans la campagne des environs, localité non humide pourtant ; dans l'Orléanais où la scrofule agit plus particulièrement sur le système osseux.

Dans beaucoup de provinces d'Italie, la scrofule est tellement limitée à certains pays, à certaines localités, que l'influence seule des eaux, ou l'absence d'une petite quantité de sels, d'iode et de chlore peuvent seuls nous l'expliquer. En effet, dans les environs de Voghera il y a un pays très-bien exposé, à l'entrée des plaines de Lombardie, où les scrofuleux et les goîtreux sont partout dans une proportion considérable, pendant que cette maladie est très-rare dans d'autres pays limitrophes comme à

Riva–Nazzano, Voghera, Tortona, etc. Cette différence nous est expliquée par la composition des eaux de source et de puits dont se servent exclusivement les habitants pour les usages domestiques ; ces eaux traversant des couches de terrains dont la composition géologique est différente de celle des localités voisines, se chargeant dans un endroit de sels de chlore et d'iode et dans l'autre de sels de magnésie et de chaux.

Dans ces contrées, non-seulement on rencontre le goître et la scrofule, mais la tuberculose pulmonaire n'est pas rare parmi les campagnards, ce qui confirme l'étroite relation entre les deux maladies, et constitue une nouvelle preuve de la véracité de la doctrine de Graves, et comme cet auteur j'ai souvent observé que des parents strumeux qui engendrent non-seulement des enfants scrofuleux, mais aussi des tuberculeux, sans avoir présenté des symptômes de scrofule bien manifeste. Tous les enfants s'éteignent, quelques-uns à un âge avancé, et le père et la mère continuent à jouir d'une santé relativement bonne. Il y a également des enfants nés de parents scrofuleux, qui pour tous symptômes morbides ne présentent que de l'eczéma de la face, ou de l'impétigo du cuir chevelu, croûte de lait, gourmes, d'autres qu'une toux opiniâtre, d'autres un gros ventre, carreau et diarrhées, d'autres des ophthalmies rebelles, d'autres des tumeurs blanches des articulations, etc., et souvent ces petits êtres sont en très-peu de temps enlevés à la vie sous l'influence des causes morbides les plus légères. Dans ces cas la scrofule a envahi les ganglions bronchiques, les ganglions mésentériques, la nutrition est tarie, et les enfants, en général, meurent tuberculeux. Il y a quelques années, il m'a été donné d'observer, dans une famille dont le père présentait des symptômes de scrofule non équivoques, une kérato-conjonctivite scrofuleuse et une tumeur blanche du genou droit. La mère dans son enfance avait eu le carreau. De deux enfants nés de cette union, le premier est mort d'une broncho-pneumonie à trois mois ; et le second, une petite fille,à trois ans; celle-ci qui présentait de l'impétigo,des engorgements des ganglions cervicaux et une toux opiniâtre, a succombé à une broncho-pneumonie caséeuse. Dans une autre famille dont la mère était goîtreuse et le père de tempérament bien délicat, il y avait cinq enfants,trois filles et deux garçons. Le 4 janvier 1856 la fille cadette, âgée de 22 ans, présenta les premiers symptômes de la tuberculose, et succomba à cette maladie. En 1857 au mois de juillet, la fille aînée avait les apparences d'une bonne santé, elle était âgée de 25 ans. La troisième contracta un mariage à l'âge de 21 ans; malgré les apparences d'une santé florissante, elle avait un engorgement de la glande thyroïdienne, qui, traité plusieurs fois avec de la pommade iodurée, avait une tendance à récidiver. Elle a toujours refusé de suivre un traitement interne pour se débarrasser de cette infirmité qui était peu visible. Devenue enceinte en 1869,elle accoucha,au commencement de la guerre, d'une petite fille qu'elle voulut élever elle-même, mais qu'elle fut obligée de sevrer à l'âge de cinq mois; les symptômes rationnels de la tuberculose se manifestèrent alors, et elle succomba à la phthisie pulmonaire vers les premiers jours de janvier 1871. Le frère aîné, malade au même moment que sa sœur, mourut cinq jours après, de la même maladie. La sœur aînée mourut deux ans plus tard. Les parents désolés ont quitté Paris depuis avec le plus jeune de leurs enfants, qui avait eu des ganglions cervicaux, engorgés et suppurés. J'ignore ce qu'il est devenu.

Je me rappelle avoir été appelé, en Italie, auprès d'une dame âgée de 31 ans, atteinte d'une bronchite aiguë; elle était la dernière survivante de sept enfants, trois garçons et quatre filles, tous avaient succombé à la tuberculose pulmonaire; le père et la mère étaient bien portants, et avaient les apparences, le père surtout, d'une excellente santé; mais en les interrogeant avec soin et à plusieurs reprises, j'ai pu savoir que le père avait eu des *ophthalmies* et des *glandes* dans sa jeunesse, et que la mère présentait un *gros cou* dont les traces n'avaient pas encore com-

plètement disparu. J'ai su depuis que cette dame avait eu le
même sort que ses frères et sœurs.

Les exemples que j'ai cités ne sont pas exceptionnels; on les
rencontre à chaque instant dans la pratique, et si on voulait
se donner la peine de chercher la cause d'une foule d'infirmités:
certaines maladies utérines, tuberculoses, stérilités de femmes ou impossibilité par celles-ci de mener à terme le fruit de
la conception, on trouverait que la diathèse scrofuleuse joue le
rôle principal. Si dans tous les cas l'étiologie d'une maladie pro-
jette une grande lumière sur le choix des moyens thérapeutiques à opposer à la maladie, dans ce cas particulier, alors que
cause et effet s'identifient, le traitement institué ne donnera
de résultats favorables qu'autant que la diathèse sera combattue,
et que la maladie sera moins invétérée. On sait que les jeunes
sujets, atteints de scrofule non congénitale, chez lesquels la maladie n'a pas encore envahi tout l'organisme, peuvent guérir
avec de simples moyens hygiéniques, grand air, séjour à la
campagne, nourriture substantielle, etc. Mais la scrofule congénitale, qui est la plus fréquente, résiste davantage; et alors
aux moyens sus-énumérés, il faut ajouter les moyens curatifs,
qui seront d'autant plus efficaces, que le sujet sera plus jeune;
par conséquent le moment le plus favorable pour combattre la
maladie, c'est la période de la vie intra-utérine, comme j'aurai
occasion de le démontrer.

Mais la scrofule est-elle curable? Les anciens médecins la
regardaient comme absolument incurable. Celse disait : *strumæ
vel præcipue medicos fatigare solent.* Stoll après lui est plus
explicite en disant : *scrofulæ plerumque per omnem vitam
permanent non sanandæ.* Cullen, Bordeu sont du même avis,
et Baillou riait de ceux qui promettaient merveilles au sujet
des écrouelles, et disait que *le mal se moque d'eux.* C'est au
Dr Coindet, de Genève (1821), que revient la gloire, en appli-
quant l'iode contre les scrofules, d'avoir profondément modifié
à ce sujet l'opinion des praticiens. Or, parmi les préparations

Raimondi.   2 iodées artificielles et les eaux minérales, préparations que la nature nous fournit, à laquelle doit-on s'adresser pour la cure des maladies scrofuleuses? Quel est le meilleur traitement des maladies scrofuleuses? Je ne parlerai ni du régime hygiénique nécessaire, indispensable pour que tout traitement rationnel réussisse, ni de l'huile de morue, ni des bains de mer, ni des eaux du Mont-Dore, de la Bourboule, d'Aulus, d'Uriage, etc.; tous ces moyens sont trop connus en France, et ont donné de trop bons résultats pour en faire mention. Mon but est de porter à la connaissance du corps médical français un autre moyen thérapeutique qui a donné aussi et donne, en Italie, des résultats admirables : c'est de l'eau de Salès dont j'essaierai de tracer l'histoire, en déterminant sa composition chimique et ses propriétés thérapeutiques dans les maladies scrofuleuses.

La source des eaux de Salès est située sur la rive gauche de la Stafora sur le territoire de la commune de Godiasco. La Stafora est un torrent qui prend naissance sur les Apennins, passe devant Voghera, et traverse, avant de se jeter dans le Pô, une série de collines parallèles qui sortent de la partie septentrionale du Piémont et arrivent à la pointe méridionale de la Calabre. Cette chaîne de collines est géologiquement formée de *pliocène* ancien, appelé par Brochi *terreno subapennino*, et sa composition est la même en Piémont, en Toscane, en Calabre. Ce sont des sables jaunes silicieux mélangés à des lamelles de mica et de quartz, riches en peroxyde de fer recouvrant de larges bancs d'argile cendrés constituant les assises de ces collines. La quantité des fossiles, des coquillages surtout qu'on trouve sur la colline dite Besanzone, indique bien la formation pliocénique ancienne de ces terrains. On y trouve également des dépôts de soufre même cristallisé, et selon Barelli qui en donne la description, les gisements seraient d'une importance sérieuse. L'abondance des sources salées, sulfureuses, qu'on trouve dans les localités environnantes est considérable : on en trouve même sur l'autre rive de la Stafora, à San-Francesco et Migliavacca, où l'on a pratiqué des puits qui fournissent l'eau salée encore chargée d'iodures et mélangée à une quantité assez considérable de pétrole. Chose remarquable, dans deux de ces puits de San-Francesco l'eau est continuellement en ébullition : des bulles se crèvent et portent du gaz inflammable en quantité telle qu'on peut maintenir sans discontinuité des énormes becs de gaz allumés (1).

Je crois qu'un pareil phénomène n'existe que dans certaines localités de la Chine.

A de grandes profondeurs doivent exister des grands dépôts de sel, mais bien plus riche en iodures que le sel qu'on retire de l'évaporation des eaux de mer ; cette circonstance est probablement due à l'énorme quantité de végétaux marins que les cataclysmes terrestres ont ensevelis dans le sein de ces collines, et que la chimie regarde comme des condensateurs de l'iode.

C'est au pied de ces collines et sur la rive gauche de la Stafora, à quelques kilomètres de Rivanazzano, qu'est situé le hameau de Salès ou *Salici* à cause des grandes quantités de saules qui y existent. Selon Frascati le nom de Salès lui est venu de la source d'eaux salées qui sourdent dans cette localité. Son élévation au-dessus du niveau de la mer est de 170 mètres.

Si l'usage de ces eaux est de date récente en Italie, les savants Italiens anciens avaient cependant porté sur elles leur attention. L'illustre Frascati, qui s'en est occupé en 1575, nous apprend que les habitants des environs avaient voulu en extraire le sel pour frustrer le fisc d'un impôt assez lourd ; mais que par la suite, ils avaient dû renoncer à cette préparation, d'abord parce qu'elle donnait aux aliments un goût amer,

---

(1) En 1874 j'ai visité le puits. En voulant allumer le gaz qui sort par la bouche de la pompe servant à retirer l'eau mélangée au pétrole, l'allumette enflammée mit le feu au puits recouvert de planches peu serrées. C'était un spectacle éblouissant de voir les flammes s'échapper en nappe.

ensuite parce qu'elle déterminait un amaigrissement considérable chez les personnes qui en faisaient un usage journalier. On voulut également en donner aux bestiaux, mais les mêmes effets que sur les hommes se produisirent. Les vaches et les chèvres laitières perdaient leur lait au bout de quelques jours de leur administration avec les aliments. Peu à peu l'on a perdu l'habitude d'en user et on les a regardées comme nuisibles à la santé.

En 1778, Volta, minéralogiste et physicien, visita la source et la trouva dans un état presque complet d'abandon ; mais il observa que les *goîtreux* et les *scrofuleux* des pays voisins venaient en boire, qu'ils en emportaient chez eux, et qu'ils *guérissaient*. L'eau qui débordait se déversait dans les prairies voisines et dans les champs, et produisait une végétation tellement luxuriante, qu'elle faisait un énorme contraste avec les plantes voisines qui croissent cependant dans un bon et fertile terrain.

Il est fait mention de l'eau de Salès dans le Traité d'hydrologie de Bertini de 1822.

En 1823, le pharmacien R. Angelini, de Voghera, publia dans le Journal de physique et de chimie de Pavie, un mémoire à l'effet d'y démontrer la présence de l'iode. La priorité de cette découverte se trouve constatée par le prix Páoli accordé par une Société savante ; et Barelli, en 1839, dans son Traité de minéralogie, fait une large part à la description des eaux de Salès. Enfin un travail vraiment complet et rédigé de main de maître par le Dr Tosi de Pavie. Mais l'étude approfondie et sa vulgarisation en Italie ne datent que de 1849. A cette époque, le Dr Brugnatelli, petit-fils du célèbre Brugnatelli, professeur de chimie à Pavie, s'inspirant des remarquables travaux de Coindet, de Brera, de Lisfranc et de Lugol, sur l'efficacité des préparations iodées, vint présenter les eaux de Salès comme un remède puissant contre le goître et les affections scrofuleuses.

Les eaux de Salès sourdent au fond d'un puits par plusieurs
fissures, à travers une argile cendrée, obscure, très-compacte,
de la même nature que celle des collines voisines. Dans le puits
le niveau de l'eau tend à s'élever continuellement, et avec d'autant plus de rapidité qu'on en retire une plus grande quantité
d'eau, ou que la saison est pluvieuse, La surface n'est pas
tranquille ni uniformément égale; on la voit agitée en sens
divers par l'irruption continuelle de l'eau qui surgit du fond,
chargée de bulles d'air ou mieux de gaz, un protocarbure d'hy-
drogène de la même nature que celui que nous avons vu exister
dans les eaux du puits de San-Francesco. En effet, si on ap-
proche une allumette en ignition d'une des bulles au moment
où elles viennent se rompre à la surface, cet air ou gaz s'en-
flamme immédiatement. On y trouve également une quantité
considérable d'acide carbonique, qui se manifeste par la seule
agitation dans un vase. L'effervescence en effet qui se produit
est analogue à celle d'une bouteille d'eau de Sedlitz.

En outre des bulles de gaz, une quantité considérable de
poussière jaunâtre arrive à la surface de l'eau, s'attachant, au
sortir de l'eau, aux parois du puits; mais l'eau en compte une
quantité variable, et dans des circonstances non encore détermi-
nées, elles disparaissent du fond des bouteilles pour se redis-
soudre dans les eaux. D'après Angelini, ces poussières sont
composées de carbonate de fer et de matières organiques.
La couleur de l'eau est sujette à des variations périodiques :
elle passe du jaune verdâtre en hiver au jaune rougeâtre,
teinte de l'été. Sa température au mois de janvier est de 8°, alors
que l'air ambiant se trouve à 0°. Son poids spécifique est de
105 1/2 et quelquefois il descend à 102 1/2 ; cela dépend sans
doute de la diverse proportion des sels qu'elle renferme dans
ces diverses circonstances. En outre, on remarque que l'eau
à proximité du puits ouvert exhale une odeur d'iode insup-
portable au printemps et dans l'été, tandis qu'elle est presque
nulle en automne et en hiver. Et si l'on examine dans ces

diverses saisons les eaux, on trouve qu'au printemps l'amidon
suffit à lui seul pour les colorer en bleu d'azur, tandis que pendant la saison d'été il faut ajouter à l'amidon de l'acide sulfu-
rique, en automne et en hiver avec ces divers réactifs on a de la
peine à produire une coloration. M. Tosi n'hésite pas à attri-
buer l'instabilité de composition chimique de l'eau de Salès à
l'iode qui se montre toujours mobile dans ses combinaisons
naturelles. Et en cela il se trouve d'accord avec les savantes recherches que M. Chatin a publiées en 1851. Ce dernier auteur
a constaté que l'eau de pluie recueillie à Paris contient tantôt
par dix litres, 1/12 de milligr., parfois jusqu'à un demi-
milligr., et que l'air atmosphérique examiné en avril à
Vlillars de Lan et sur le pic de la Mucherolle contient des
traces d'iode qu'il ne renferme point dans le mois d'août.
Mais dans les eaux de Salès, la différence dans la composition
chimique semblerait d'après M. Tosi plus apparente que réelle ;
comme nous le verrons plus bas, la quantité d'iode que les réactifs chimiques peuvent déceler se maintient en raison inverse
de la stabilité de l'iode avec la matière organique, glairine ou
barégine, qui se trouve dans les eaux de Salès. Ce fait a été dé-
couvert la première fois par le professeur Kramer, qui en a
donné une analyse presque complète.

Mais avant le professeur Kramer, déjà en 1823 le pharmacien chimiste Angelini de Voghera donnait l'analyse suivante :

```
Gaz acide carbonique ....... 13 pouces cubes.
Chlorure de sodium ........ 24 onces 12 deniers.
    —     de magnésium ...  2  —  11  —
    —     de calcium .......  3  —  10  —
    —     d'ammonium .....  0  —  18  —
Iodure d'ammonium ........  0  — 1,18 —
```

Plus une substance jaune verdâtre qui se précipite en poudre
rouge jaunâtre riche en carbonate de fer.

Le professeur Kramer (1850, mois de février) a constaté que

690 centilitres d'eau fournissent par l'ébullition 11 centilitres de gaz dépourvu d'acide carbonique et moins oxygéné que l'air atmosphérique : les substances fixes sont des chlorures, des bromure, des iodures de sodium, de magnesium, de calcium et d'ammonium et du carbonate de fer tenus en dissolution dans l'eau par l'acide carbonique : en tout 6,730 gr. pour 100 gr. d'eau, évaporée à 100. Quant à l'iode il en trouva 0,145 gr. Cette quantité d'iode est inférieure à la réelle, à cause du mode d'analyse adopté par ce professeur.

Mais le fait capital des recherches de Kramer, c'est la présence d'une matière organique, *glairine* ou *barégine*, dans laquelle les divers réactifs décèlent constamment et successivement des quantités appréciables d'iode. En effet, pendant l'ébullition l'eau abandonne des flocons de matière organique. Si on filtre l'eau et qu'on renferme ses flocons dans un flacon bien bouché avec des morceaux de papier amidonné, et qu'on abandonne le tout dans un endroit modérément chaud, au bout de quelques jours le papier devient bleu. Et si on traite, même à plusieurs reprises, la même substance organique avec de la potasse, à quelques jours d'intervalle on retrouve de nouvelles quantités d'iode. On voit par là que cette substance organique absorbe pour ainsi dire l'iode, et ne l'abandonne que difficilement, c'est-à-dire à mesure qu'elle-même est décomposée, soit par la chaleur, soit par les réactifs. Ainsi s'explique facilement l'odeur pénétrante d'iode auprès de la source au printemps et au commencement de l'été, et son absence en hiver; ainsi s'explique la différence entre les diverses analyses qui ont été faites de l'eau de Salès.

En 1831, le professeur Abbene de Turin en a publié également une analyse : dans la *Gazette Piémontaise* en outre des chlorures, bromures, matières organiques, il donne le chiffre de deux pour mille d'iodure de magnésium. Cette analyse concorde beaucoup avec celle que M. J. Tissandier a publiée dans le *Bulletin de chimie*, — Février 1866. — Je crois intéressant de transcrire textuellement la note de M. Tissandier qui a analysé les eaux de Salès à la source même et avec le procédé qui, depuis des années, se pratique à l'Ecole de pharmacie de Paris.

« L'eau de Salès, qui n'a pas été étudiée jusqu'ici, est remarquable par la quantité d'iode qu'elle renferme ; c'est une eau très-chargée de différents sels, et surtout de chlorure de sodium ; elle est d'une couleur jaunâtre et sa densité est égale à 1,0397. Elle abandonne par le repos un sédiment rougeâtre assez abondant, qui atteint la proportion de 0 gr. 037 par litre, et qui est essentiellement formé de matières organiques et d'oxydes de fer.

« Evaporée à siccité à la température de 100° centésimaux, cette eau laisse un résidu pesant 65 gr. 532 et composé de

Chlore.	37,990
Iode.	1,218
Brome.	traces.
Acide sulfurique	0,085
Silice.	0,019
Calcium.	1,123
Magnésium.	0,172
Potassium.	traces.
Sodium	24,214
Oxyde de fer.	0,012
Alumine.	0,069
Matières organiques.	0,049
Acide carbonique, oxygène, etc.	0,581
	65,532

« On peut combiner entre eux ces éléments de la manière suivante :

Chlorure de sodium.	61,544
Chlorure de calcium.	1,031
Iodure de magnésium.	1,338
Sulfate de chaux.	0,144
Carbonate de chaux.	0,811
Carbonate de magnésie.	0,165
Silice.	0,019
Oxyde de fer, alumine, matières organiques.	0,480
	65,532

« 1,000 kil. d'eau contiennent 1 kil. 218 d'iode. »

(On doit ajouter aux éléments ci-dessus mentionnés, 30 milligr. de lithine, résultat d'une analyse faite à l'université de Pavie.)

« On a séparé le chlore, l'iode et le brome au moyen d'une méthode assez rapide, qui donne de bons résultats, et qui consiste à ajouter directement dans un volume déterminé d'eau, de l'azotate de palladium.

« L'iode seul est précipité à l'état d'iodure de palladium qui est séparé par filtration ; le précipité lavé et séché est soumis à l'action de la chaleur qui chasse l'iode et laisse un résidu de palladium dont on détermine le poids, et qui fournit par le calcul la quantité d'iode correspondante.

« La liqueur filtrée contenant le brome et le chlore est précipitée par le nitrate d'argent ; on pèse les chlorures après filtration et fusion dans une capsule de porcelaine. Une partie du précipité est ensuite pesée dans un tube de verre vert que l'on chauffe en le faisant traverser par un courant de chlore. Le brome est éliminé par le chlore, et en déterminant la perte de poids du mélange, on peut, au moyen d'une équation simple, calculer la quantité de brome contenue. Les autres substances ont été dosées par les méthodes ordinaires sur lesquelles il est inutile d'insister.

« Les résultats de l'analyse montrent que l'eau de Salès est très-riche en iode, et nous ne pensons pas que parmi les eaux minérales connues, il en existe qui atteignent le chiffre de 1 gr. 218 par litre. Cette eau colore, du reste, l'amidon en un bleu très-intense, elle ne renferme que de très-petites quantités de sulfates et de carbonates terreux, et il est très-probable qu'elle est une dissolution de bancs de sel gemme iodifères, qui doivent exister dans le sol. »

Pour se rendre compte de la supériorité des eaux de Salès

sur les autres eaux minérales de tous les pays, il suffira de jeter un coup d'œil sur le tableau suivant :

EAUX MINÉRALES BROMO–IODURÉES ITALIENNES.

1° *Source Mirandolo* (1).

Chlorure de sodium. Grammes........ 7,500
Iodure de sodium   —   0,280
Bromure ne sodium.   —   0,021

C'est-à-dire :

Iode 0,3217
Bromure...... 0,0163

2° *Source Gastro-Caro.*

Chlorure de sodium. Grammes........ 24,350
Iodure de sodium.   —   0,104
Bromure de sodium.   —   0,007

C'est-à-dire :

Iode 0,0880
Bromure...... 0,0054

3° *Source Salsomaggiore.*

Chlorure de sodium. Grammes........ 8,044
Bromure ne magnésie.   —   0,006
Iodure de magnésie.   —   0,003

C'est-à-dire :

Brome....... 0,00473
Iode........ 0,00305

(1) Trattato teorico-pratico di Balneoterapia, e di Idrologia del Cav. Plinio Schivardi. Milano, 1875.

EAUX MINÉRALES FRANÇAISES (1).

Challis (Savoie).

Chlorure de sodium.......... 0,0814
Bromure de sodium.......... 0,0100
Iodure de potassium.......... 0,0009

Eaux-mères des salines de Salins.

Chlorure de sodium. Grammes........ 157,980
Bromure da potassium   —   2,700

Salies en Béarn.

Uriage.

Chlorure de sodium 7,236
Iodure de calcium,................ 0,001

AUTRES EAUX ÉTRANGÈRES.

Saxon-Suisse.

Chlorure de sodium................ 0,019
Iodure (calcique et magnésique)..... 0,118
Bromure 0,041

Lavey (Suisse).

Chlorure de sodium................. 0,3633
Iodure......................... }
Bromure........................ } Traces ou indét.

1) Durand-Fardel.

Kreuznach. Source *Elise (Prusse).*

Chlorure de sodium.............	
— de maguésium..........	11,62
— de potassium , etc.......	
Iodure magnésium................	0,0038
Bromure........................	0,8360

On voit donc que l'eau de Salès, qui contient par 1000 :

Chlorure de sodium	61,544
— de calcium.	1,031
Iodure de magnésium.	1,338
Bromures.	Traces

est sans conteste, de toutes les eaux minérales bromo–iodurées qu'on connaît jusqu'à ce jour, la plus riche en principes actifs.

La composition chimique (des eaux minérales), disent Petrequin et Soquet, une fois bien connue, il nous sera facile, en faisant l'application de nos connaissances en matière médicale, d'en expliquer les vertus et d'en fixer les indications. «Or, si on examine la composition chimique de l'eau de Salès, on ne peut que bien augurer de leur vertu thérapeutique dans toutes les maladies où la nutrition organique intime fait défaut, et principalement dans les affections de nature scrofuleuse où la nutrition est toujours altérée, soit dans ses manifestations atrophiques, soit dans les hypertrophiques.

Deux éléments, principalement constitutifs de l'eau de Salès, doivent fixer l'attention du praticien : 1° le chlorure de sodium; 2° les iodures.

1° Le chlorure de sodium (qui pour G. Sée est un médicament nutritif ou d'épargne), comme il résulte de toutes les analyses faites, et comme on peut facilement s'en convaincre en faisant évaporer un litre d'eau par l'ébullition, est contenu dans une proportion énorme, il est de 6 p. 100 en chiffre rond.

M. Hardy a prouvé que le chlorure de sodium, à lui seul, est un excellent remède contre la scrofule et qu'il suffit parfois à la guérir.

2° L'iodure de magnésium ; je crois inutile d'insister sur l'efficacité de l'iode. Après les travaux de Coindet, Lebert, Brera, Lisfranc, Lugol, et l'emploi de préparations iodées, tout ce que je pourrais énoncer n'ajouterait rien à la réalité. Il est un fait certain que sans les préparations iodées les maladies scrofuleuses feraient des ravages bien plus grands, et que le nombre des phthisiques, déjà si considérable, augmenterait davantage.

L'efficacité du brome qui, dans les combinaisons naturelles, accompagne toujours l'iode, possède en outre de son action sédative, une action résolutive qui devient un coadjuvant de l'iode. Mais ce qui mérite surtout de fixer l'attention du praticien, c'est la présence de la matière organique qui s'empare, pour ainsi dire, de l'iode et forme avec lui une combinaison telle qu'il ne s'en sépare que par sa décomposition. C'est cette matière organique qui facilite l'assimilation de l'iode dans l'organisme, et en fait un médicament bien supérieur à toutes les autres préparations pharmaceutiques. En physiologie, il est démontré que les matériaux inorganiques dont l'animal a besoin, lui sont fournies par le règne végétal pour les herbivores, et par le règne végétal et animal, pour les omnivores et pour l'homme.

Ainsi, le fer, le phosphate de chaux, le chlorure de sodium, la fibrine, etc., nous sont fournis par les végétaux, qui nous l'apportent avec leurs éléments constitutifs. Le règne animal nous fournit des aliments plus complexes et les matières minérales qu'elles contiennent sont plus facilement assimilables. Il résulte de là que les substances introduites dans l'économie animale même en petite dose, sont plus actives à mesure qu'elles sont mieux organisées et plus élaborées pour pénétrer plus intimement dans nos tissus.

Le professeur Gubler fait observer, dans ses leçons de thérapeutique, que les petites doses d'iode et de phosphate contenues dans l'huile de foie de morue jouissent d'une activité très-grande à cause de l'animalisation de ces principes. Nul doute pourtant que l'iode de l'eau de Salès ne soit plus actif, plus assimilable à cause d'une espèce d'organisation végétale qui lui est imprimée par la barégine que l'analyse du professeur Kramer a si bien mis en relief. Cela explique pourquoi des malades traités inutilement par les préparations iodées ordinaires ont été guéris avec les eaux de Salès. En effet, si cette eau ne renfermait simplement que les principes minéraux dissous il suffirait de les faire préparer par le pharmacien sans se donner la peine de la faire transporter de loin pour l'usage des malades.

Ces données théoriques sont confirmées par les faits cliniques, mais les limites restreintes de ce travail m'empêchent d'en reproduire un trop grand nombre. Je me bornerai à citer des observations de médecins célèbres italiens, recueillies en grande partie dans les hôpitaux et à quelques histoires de malades qui m'ont été communiquées par ceux des médecins français qui ont eu l'obligeance d'expérimenter les eaux de Salès. J'ajouterai enfin quelques observations personnelles recueillies soit en France, soit en Italie.

Le professeur Panizza, qui a utilisé un des premiers cet agent thérapeutique dans les engorgements glandulaires scrofuleux, l'a employé à l'extérieur; en voici les résultats :

1° Une dame de Pavie dont les glandes cervicales, entièrement hypertrophiées, donnaient lieu à une grande difformité, et gênaient tous les mouvements de la tête et de la mâchoire, avait inutilement épuisé la liste de tous les médicaments antiscrofuleux. Le professeur Panizza prescrivit l'application des cataplasmes de farine de graine de lin et de compresses sur les parties malades, et la guérison fut obtenue au bout de 3 mois.

2º Une autre dame âgée de 27 ans, après avoir fait inutilement usage de l'iodure de potassium pour une hypertrophie des glandes du cou, fut guérie en peu de temps, au moyen des compresses imbibées d'eau minérale.

3º Un jeune homme de Cremone qui, à chaque printemps des années 1848-49-50, voyait ses glandes sous-maxillaires s'engorger, s'enflammer et s'ulcérer, avec une suppuration abondante et sanieuse, obtenait des améliorations successives au bout de cinq mois par l'usage interne et externe des préparations iodées. En 1851, sa maladie s'étant considérablement aggravée, il se décide à entrer à l'hôpital de Cremone dans le service du Dr Ciniselli, chirurgien en chef et membre correspondant de l'Académie de médecine de Paris. Il présente à son entrée une plaie au cou, irrégulière, de mauvais aspect, de largeur d'un pouce carré ; tout autour engorgement très-prononcé. Après un traitement antiphlogistique pour combattre l'adénite, l'on passe à l'application des compresses imbibées d'eau de Salès; en les renouvelant toutes les deux heures, on obtient au bout de huit jours une cicatrisation satisfaisante. La plaie s'étant rouverte deux semaines après à la suite d'un travail inflammatoire, il fallut reprendre les compresses imbibées d'eau et l'administration interne, et la guérison fut complète au bout de trois semaines.

4º Le Dr Sacchi, de Pavie, relate l'histoire d'un garçon de Broni, de constitution scrofuleuse, ayant les glandes du cou tellement tuméfiées qu'elles égalaient le volume de la tête, ce qui donnait à l'enfant un aspect vraiment monstrueux. Au moyen de compresses mouillées d'eau de Salès, il obtint une diminution assez rapide des glandes ; après trois mois de traitement nterne et externe, le volume du cou revint à son état presque normal. Il ne resta plus que deux petites ulcérations pour la région sous-maxillaire.

5º Le Dr Griffini cite un cas analogue dans lequel la difformité était plus accentuée. Les glandes du cou formaient cravate sous le menton d'une jeune fille. L'iodure de potassium avait échoué. Les eaux de Salès firent disparaître cette énorme tuméfaction.

6º Le Dr Sacchi relate l'histoire d'un négociant de Pavie bien connu, qui avait eu tous les membres de sa famille frappés par la scrofule. Il portait depuis plusieurs années à l'angle de la mâchoire inférieure droite une tumeur qui excédait le volume d'un œuf d'oie. Il avait été soumis pendant de longues années à toutes les médications connues ; toutes avaient échoué. L'application pendant la nuit seulement (en raison de ses occupations commerciales) de compresses d'eau de Salès, réduisit au bout d'une année la tumeur au volume d'un œuf de pigeon.

7° Le Dr Pignacca, professeur de clinique à l'université de Pavie, relate l'observation intéressante d'une dame de 26 ans, chlorotique, non menstruée depuis plusieurs mois, maigre et débile, à pouls fébrile, digestion lente et difficile. Les glandes des deux côtés du cou étaient fortement développées, dures, chaudes et douloureuses à la pression. La traînée du côté gauche commençait à l'angle de la mâchoire et s'étendait jusque sous l'aisselle. Après l'application préliminaire de quelques sangsues, le professeur prescrivit l'usage interne de l'eau de Salès, et la continua pendant quatre mois consécutifs. L'amélioration la plus sensible se manifesta à ce moment dans la nutrition générale; peu à peu l'apparence chlorotique se dissipa, la menstruation reparut, et ces glandes se réduisirent au tiers du volume primitif, ne présentant plus ni douleur ni chaleur.

8° Une dame de Voghera portait un goître qui, d'année en année, avait atteint un volume énorme : la respiration était difficile à cause de la compression qu'il exerçait sur la trachée-artère. Elle n'avait jamais fait usage d'aucun médicament. L'usage interne et externe de l'eau de Salès amena, au bout de deux mois, la résolution complète de la tumeur. La guérison du goître est tellement ordinaire par les eaux de Salès, et les cas en sont si nombreux et tellement ressemblant les uns aux autres que je crois inutile d'en rapporter un grand nombre. Je relaterai comme présentant plus d'intérêt quelques cas de traitement de carie des os.

9° Enfan dte 8 ans : vaste ulcération sur l'avant-bras droit et la main ; carie du médïus ; ulcère serpigineux sur le visage, reçu en 1870 à l'hôpital de Cremone, dans le service du Dr Ciniselli. Application de compresses imbibées d'eau de Salès, usage interne de l'eau, cicatrisation complète des plaies, modification de l'état général. Durée du traitement : trois mois.

10° Petite fille de 9 ans, de tempérament scrofuleux; ostéite chronique du pied gauche par coup traumatique, carie du calcanéum et de l'astragale ; l'amputation allait être pratiquée, lorsque le Dr Ciniselli eut recours à l'usage nterne de l'eau de Salès. L'inflammation des tissus se dissipa peu à peu ; la suppuration diminua de même ; les trajets fistuleux se refermèrent à mesure, et la cicatrisation s'effectua dans de bonnes conditions, après avoir employé un litre d'eau minérale.

11° Petite fille de 11 ans, née de parents scrofuleux, recouverte de plaies livides aux bras, aux mains et aux cuisses, carie des os en plusieurs endroits ; le cou était couvert de plaies sordides et baveuses. Application externe et interne des eaux de Salès. Guérison au bout de 3 mois.

12° Garçon de 13 ans, scrofuleux, né de parents scrofuleux, à la suite d'une piqûre d'épine, eut un phlegmon diffus de l'avant-bras droit. La plaie qui suivit ce phlegmon resista à toute médication. L'usage interne et externe de l'eau de Sales amena la guérison complète dans l'espace de 25 jours.

13° Le Dr Tosi donne l'observation d'une dame de 50 ans, atteinte de plusieurs plaies scrofuleuses du genou et de la cuisse droite avec fluctuations profondes qui, depuis 5 ans, ne quittait le lit que pour rester sur une chaise. L'usage de l'eau de Salès produisit au bout de 18 jours une amélioration notable. Mais s'étant fatiguée, il y a eu rechute, et ses cataplasmes préparés avec l'eau de Salès n'étaient plus tolérés. On eut recours aux émollients simples et au repos, à l'iodure de potassium et à la décoction de feuilles de noyer. Cette médication a donné un bon résultat, mais au bout de quelque temps la maladie restait stationnaire. On eut recours encore à l'eau de Salès, et au bout de 4 mois, la guérison était complète. Les docteurs Quaglino et Verga, deux ophthalmologistes, fort répandus de Milan, n'ont eu qu'à se louer de l'usage interne et externe des eaux de Salès dans les affections oculaires de nature scrofuleuse, conjonctivite, photophobie ; kératites avec opacité de la cornée, etc.

Voilà deux observations que je doit à l'obligeance de mon ami le Dr Lescure, ancien interne des hôpitaux, et médecin distingué de Montmartre.

Mme L..., marchande de charbon à Montmartre, âgée de 48 ans, de constitution lymphatique exagérée, pâle, anémique, était atteinte depuis plusieurs années d'une otorrhée chronique accompagnée de névralgies violentes du voisinage de l'oreille.

La maladie, jusqu'alors, avait résisté à tout traitement interne et externe. Moi-même je lui avais, pendant plusieurs semaines, fait suivre pour combattre l'anémie, un traitement ferrugineux et tonique sans résultat.

J'y joignais l'application de mouches de Milan, des injections détersives et astringentes. Après avoir suivi ce traitement pendant un certain temps, ne voyant pas survenir l'amélioration désirée, je me résolus à mettre la malade au régime intus et extra de l'eau de Salès, dont je connaissais les qualités thérapeutiques pour les avoir constatées soit à Paris, soit à la source elle-même, en Italie.

Je fis boire de cette eau pendant un certain temps, et concurremment je faisais appliquer des compresses imbibées d'eau minérale au voisinage de l'oreille; on faisait dans l'oreille directement quatre à cinq injections par jour à l'eau de Salès pure.

Raimondi.   3

Peu à peu l'amélioration s'est manifestée. Il a fallu près de deux mois de ce traitement pour arriver à une guérison définitive.

J'ai conseillé à la malade, quoique guérie, de continuer de temps à autre l'usage de l'eau de Salès.

Voici trois ans que la guérison est effectuée. Depuis ce temps, il n'est jamais revenu ni otorrhée, ni douleurs de tête, et la surdité qui était très-manifeste est dissipée à peu près complètement. Il est difficile de trouver un cas plus concluant en faveur de l'eau de Salès.

2° La nommée H..., enfant de 10 ans, abandonnée par ses parents, recueillie par une brave femme habitant l'avenue de Saint-Ouen, à Paris, était scrofuleuse au dernier point. Elle portait un chapelet de ganglions d'un volume exagéré, la face était bouffie, les lèvres épaisses, le nez sujet à un coryza presque chronique, les paupières atteintes de blépharite chronique.

Le ventre ballonné, les jambes sujettes à un gonflement œdémateux, indice d'une circulation appauvrie, portaient toutes les deux au voisinage de la crête du tibia et sur une étendue d'environ 10 centimètres de diamètre des plaies ulcéreuses, sans vitalité, sans bourgeonnement cicatriciel, avec tendance à gagner en surface et en profondeur. Le périoste du tibia se voyait à nu et paraissait en plusieurs points comme décollé de l'os et ulcéré lui-même.

La plaie marchait infailliblement à la gangrène. L'enfant ne pouvait plus se lever, ne mangeait plus, avait des selles diarrhéiques.

Appelé à lui donner mes soins, j'entrepris l'usage de l'eau de Salès. Je lui en faisais boire 10 à 12 cuillerées à bouche par jour, dans du lait.

En outre on lui maintenait appliquées sur les plaies des jambes, des compresses constamment imbibées d'eau minérale. On n'a pas fait usage d'autre traitement actif.

Peu à peu l'aspect des ulcères s'est modifié, l'état général s'est amélioré. L'appétit, nul au début, est revenu ; et après trois mois de ce traitement, la cicatrisation était complète ; l'œdème des pieds avait disparu, la coloration générale de l'enfant était meilleure et la guérison définitive. Ce cas est très-remarquable.

Ainsi que le Dr Lescure, beaucoup d'autres médecins de Paris ont expérimenté avec succès l'eau de Salès. Le Dr P. de Pietra Santa, un des premiers, en a obtenu de nombreuses guérisons dans un grand nombre d'affections de nature strumeuse, aussi bien dans sa clientèle privée que chez les jeunes filles de l'orphelinat du passage Saint-Roch. Et en citant son nom qu'il me soit permis ici de le remercier de l'accueil bienveillant et du concours qu'il a bien voulu m'accorder en toute circonstance.

Je citerai également le Dr Blavot qui jouit, à Montmartre, d'une réputation bien méritée, et qui a recueilli deux observations en tout analogues à la dernière du Dr Lescure.

D'autres praticiens distingués les Drs Maurel, Baudin, Royer, n'ont eu qu'à se louer de l'usage de l'eau de Salès. Ce dernier a obtenu une guérison de syphilis tertiaire avec exostose, douleurs ostéocopes, dont était affectée une cantinière de régiment. La maladie avait résisté aux préparations mercurielles et à l'iodure de potassium ; peut-être la maladie était-elle compliquée de vice strumeux.

Enfin, j'ai appris que le Dr Bouchut, médecin de l'hôpital des Enfants-Malades, a prescrit souvent l'eau de Salès dans les affections de nature scrofuleuse ; j'ai lieu de croire que ce clinicien distingué en a obtenu de bons résultats.

Le scrofule comme toute maladie a ses degrés. Il y a des individus qui en sont à peine atteints et je dirai que les enfants souvent ne présentent au début de la maladie qu'une tuméfaction légère des glandes du cou ou sous-maxillaires, des croûtes dans le nez, sur la face et au cuir chevelu, dites vulgairement gourmes (eczéma, impetigo) ; ces lésions sont le premier degré de la scrofule et indiquent naturellement au médecin le traitement qu'il doit faire suivre. Je me suis servi de l'Eau de Salès, j'en ai toujours obtenu des succès rapides et durables, et je crois que sans cette intervention la plupart des individus que j'ai soignés seraient devenus plus tard des scrofuleux et des tuberculeux. Voici une observation qui me semble très-probante.

1° V..., âgé de 5 ans, a présenté, à l'âge de 6 mois, des boutons sur la tête et sur la figure ; des plaies et des croûtes suintant du pus ont suivi les boutons. L'enfant a conservé son embonpoint, et sa santé générale n'a

guère été altérée jusqu'à l'âge de 2 ans. A ce moment l'enfant a commencé
à dépérir, et les parents, voyant que la *gourme* persistait plus que jamais
ont amené l'enfant à l'hôpital des Enfants de la rue de Sèvres. Il fut admis
et fut soumis à un traitement interne et externe, je crois dirigé par les
frères Mahon. Un an et demi après, l'enfant sort de l'hospice en apparence guéri, mais la récidive de la maladie arrive deux mois après, malgré
la continuation du traitement interne. Au moment où j'ai vu l'enfant, le
cuir chevelu est recouvert d'une croûte épaisse, fendillée à plusieurs endroits d'où sort du pus en certaine quantité. Les glandes du cou
sont tuméfiées, indolentes ; l'enfant est maigre et sans appétit. La mère
qui me présente ce petit est atteinte de strabisme et porte sur le cou de
larges cicatrices, des ganglions cervicaux suppurés. La durée de la maladie, la conformation de la tête de l'enfant, grosse lèvre supérieure pen-
dante, épaisse ; les traces de scrofule chez la mère, la rechute de la maladie
au printemps, me fait diagnostiquer une affection du cuir chevelu eczéma-
teuse et *non paraptoire*, dépendante d'une constitution scrofuleuse. L'enfant
est soumis à l'eau de Salès intérieurement, à la dose progressive de 6 à 10
cuillerées à bouche par jour, et on lave, matin et soir, la tête avec de l'eau
additionnée d'eau de Salès. Un mieux sensible se manifesta au bout de 19
jours de traitement, et trois mois après toute trace de gourme avait disparu, seulement les ganglions hypertrophiés du cou restaient tuméfiés.
On continua encore l'usage de l'eau pendant trois mois et l'enfant, au bout
de ce temps, était complètement guéri. Cette guérison s'est maintenue ; le
sujet est âgé de 14 ans aujourd'hui et très-bien portant.

2° Petite fille âgée de 6 ans, de Saint-Ouen ; mère scrofuleuse ; tuméfaction de ganglions cervicaux avec fluctuation peu accusée dans l'un d'eux,
périostoses du gros orteil du pied gauche. Elle est soumise au traitement
de l'eau le 15 avril 1868. On applique des compresses trempées dans l'eau
et des cataplasmes de farine de graine de lin dans l'eau de Salès, 8 à 10
cuillerées par jour d'eau dans du lait. L'engorgement ganglionnaire dispa-
raît peu à peu. L'hypertrophie dans l'orteil persiste ; et l'indicateur de la
main gauche est pris à son tour. Des compresses trempées dans l'eau en
permanence et recouvertes de taffetas gommé sont appliquées également sur
le pied et la main pendant 15 jours, et l'usage de l'eau de Salès est continué
intérieurement. A ce moment la résolution commence, et au bout de trois
mois toute trace de déformation avait disparu. L'enfant a continué le traitement interne pendant un an et demi pour éviter les dangers d'une récidive.

Cette observation a une grande importance non-seulement
pour le résultat obtenu dans un cas où la scrofule avait commencé par envahir le système osseux des extrémités, mais aussi

parce qu'elle démontre. en même temps, que la succession dans les symptômes et dans les manifestations de la scrofule ne se fait pas toujours régulièrement en commençant par les parties molles et pénétrant ensuite dans les parties osseuses de l'économie.

3º Une femme âgée de 44 ans porte depuis plusieurs années un goître qui reste stationnaire pendant un certain temps, et après une fièvre typhoïde, prend un développement inquiétant. Elle a des accès de suffocation. Elle se présente à la consultation à l'hôpital de Lariboisière et suit le traitement classique d'iodure de potassium interne et externe, de pommade iodurée. Au bout de deux mois, le résultat est négatif. Elle se fatigue, et pendant trois mois, ne prend aucun médicament et ne fait aucune application de pommade. La glande thyroïdienne prend un nouveau développement, les suffocations sont plus fréquentes, son goître a le volume des 2 poings. Elle commence le traitement interne par l'eau de Salès, et pendant la nuit fait des applications sur la tumeur. En 3 mois elle est guérie.

Je ne veux pas surcharger ce petit mémoire d'un plus grand nombre d'observations. J'ai recueilli 14 observations de guérison de goître analogue à la dernière que je viens de relater. Deux jeunes dames ont guéri en prenant 5 à 6 bouteilles d'eau. D'autres ont eu besoin de suivre un traitement plus long, mais le résultat a été aussi très-heureux.

Une jeune fille de 20 ans qui a quitté Metz après la guerre avait un ulcère scrofuleux à la joue gauche, en outre des cicatrices multiples et une taie à l'œil gauche, reste d'une ophthalmie scrofuleuse. Cette ulcération contre laquelle tout médicament avait échoué datait de 10 ans. Sa santé était altérée. Il y avait de la dysménorrhée, de l'anémie. Elle est soumise au traitement de l'eau de Salès et en moins de trois mois elle est guérie. Mariée depuis, elle est accouchée d'un enfant qui est âgé de 2 ans et bien portant.

Autre jeune fille de 18 ans, tempérament scrofuleux très-manifeste. Cicatrices au cou, cornée des 2 yeux avec taies, témoignage indélébile d'ophthalmie scrofuleuse à répétitions, porte un ulcère d'aspect fongueux au bord intérieur droit de la mâchoire inférieure. Depuis deux ans elle est en traitement; Pommade, cautérisation, sirop d'iodure de fer, tout a été inutile. L'eau de Salès *intus* et *extra* administrée pendant six mois, a eu raison de la plaie déformante. Cette jeune fille était fiancée à cette époque, et a suivi le traitement rigoureusement et avec constance parce que son mariage dépendait de la guérison de sa maladie. Il y a 5 mois, elle est accouchée à terme d'un enfant bien portant. Pendant la grossesse j'ai cru devoir lui conseiller l'eau de Salès pour éviter que son enfant ne fût, comme cela arrive ordinairement, scrofuleux.

Le même traitement a été suivi par la demoiselle de la Lorraine, pendant sa grossesse, et je crois que cela n'a pas été sans utilité pour la santé de ses 2 garçons.

Peut-on dire d'après cela que l'eau de Salès soit le spécifique de la scrofule; qu'elle guérit toujours cette redoutable maladie?

Loin de nous cette pensée : nous la présentons comme un excellent moyen à ajouter à tous les autres qui existent déjà dans la matière médicale. Elle nous a paru dans bien des cas supérieure pour obtenir des guérisons que l'huile de foie de morue, l'iodure de potassium et de fer, etc., avaient été impuissants à produire; toutefois, dans quelques cas rares, mais bien constatés l'eau de Salès prise en boissons et en applications topiques a échoué. M. Tosi relate un cas où il a alterné l'eau de Salès et l'iodure de potassium, et deux autres cas où la diathèse scrofuleuse fut très-peu modifiée soit par l'eau de Salès, soit par les autres moyens thérapeutiques ordinaires.

Dans un cas observé par moi-même, un praticien distingué de Paris en a fait usage, et n'en a tiré qu'un avantage temporaire. Le pauvre malade, il est vrai, était dans de mauvaises conditions hygiéniques; mais le résultat a été nul.

Une dame âgée de 52 ans, recouverte de cicatrices scrofuleuses, avait eu déjà plusieurs fois des tubercules suppurés à proximité du genou gauche. En 1871, la maladie s'est montrée à la place habituelle; des compresses trempées dans l'Eau de Salès, et quelques bouteilles prises en boissons ont eu facilement raison de la maladie. Vu cette constitution profondément scrofuleuse, j'ai conseillé de continuer pendant quelques temps encore l'usage de l'eau, mais la malade n'en fit rien. En 1873, au printemps, la maladie apparut avec les mêmes symptômes; des tubercules cutanés commençaient par l'enflammer.

Un ulcère se creusait ensuite : la suppuration était abondante, et lorsque la réparation se faisait sur une partie de la vaste plaie, d'autres tubercules reparaissaient du côté opposé. La maladie durait du commencement du mois d'avril, nous arrivons au mois de septembre. Elle avait fait usage, tantôt de l'Eau de Salès, après du proto-iodure de fer. De l'huile de morue, des grands bains de tisane de feuilles de noyer, de Barrèges, des préparations arsenicales de phosphate de chaux, etc. A ce moment elle se plaint de douleur à la région crurale; et a de la difficulté à marcher: vers la fin de septembre, un matin la paraplégie est complète, et son état s'aggrave.

Vu la difficulté de la soigner chez elle, elle est transportée à la Maison Municipale de Santé et de là à Saint-Louis, où elle est décédée peu de temps après.

Il est évident que malgré tous les médicaments, l'élément scrofuleux avait fini par envahir la colonne vertébrale et qu'une compression s'était exercée sur la queue de cheval qui avait déterminé la paralysie. Voilà un cas malheureux où tout devait échouer, parce que, selon Lugol, autant la maladie scrofuleuse présente de chances de guérir dans le premier âge de la vie, autant elle se montre rebelle dans les sujets à un âge avancé.

Dans ces cas peut-être l'usage des bains aurait-il été utile. Je l'ai vu réussir bien des fois dans des cas semblables. Je me suis demandé pourquoi les bains réussissaient là où l'usage interne seul et les applications topiques avaient échoué. C'est probablement parce que l'absorption qui se fait par la surface cutanée élabore, animalise, pour ainsi dire, les principes minéraux contenus dans les eaux en les faisant pénétrer dans l'économie bien plus activement. Il est vrai que l'absorption cutanée est loin d'être admise par tout le monde. Les anciens y ont cru jusqu'à Seguin, qui l'a formellement niée. Magendie s'est rangé à ce même avis. Tandis que d'autres expérimentateurs, tels que Joury, Westrum, Bradner, Stuart, Madden, Collard de Martigny, etc., démontrent que le corps augmente plus ou moins de pesanteur après l'immersion dans un bain, par contre Homolle, Duriau, Hebert, Réveil, Parisot, etc., arrivent à des conclusions complètement opposées. Parisot lui seul a fait prendre à des enfants et à des adultes plus de 100 bains médicamenteux, et se prolongeant quelquefois deux heures, sans avoir pu retrouver soit dans la salive, soit dans les urines, aucune des substances dissoutes, et sans avoir vu d'effet produit par des décoctions, même concentrées, de belladone et de digitale.

En 1868, la Societé d'hydrologie de Paris a repris la question. La plupart de ses membres sont pour la non-absorption, admettant que la peau de l'homme n'est pas la voie choisie par la nature pour faire pénétrer les liquides dans l'économie. En 1865, M. Willemin prouva qu'après un bain contenant 100 grammes au moins d'iodure de potassium, on le retrouve aisément dans les urines. Comment dissiper ces doutes après des affirmations, toutes autorisées, mais aussi contradictoires ; certainement l'épiderme est constitué d'un tissu essentiellement réfractaire à l'absorption, puisqu'il est destiné à mettre les organes intérieurs à l'abri des atteintes du dehors. Bérard et Sappey sont de cette opinion, Longet admet une assez faible absorption de l'eau et des substances dissoutes dans ce liquide. M. Kolliker se basant sur l'absence des pores visibles des cellules cornées fait ressortir l'impossibilité de l'absorption. Mais il admet une faible absorption de l'eau et de quelque liquide, et même des solides (Soufre cinabre) à travers les canaux sudorifères et dans ce cas la glande sudorifère remplirait la double fonction de sécrétion et d'absorption.

M. Cl. Bernard admet aussi que l'absorption est plus rapide dans les conduits, et par les surfaces glandulaires. Elle est moins rapide pendant la période de sécrétion. Kolliker dans des expériences faites à Vienne en 1822 a démontré que de 12°,50 à 18°,50 un bain pris pendant une heure augmente le poids du corps de 2 kilogrammes ; à 27°,50 le poids n'est que d'un kilogramme ; de 32°,50 à 33°,75 l'augmentation est nulle ; à 36°,24 le poids diminue d'un kilogramme et cette diminution s'accentue encore plus si la température dépasse ce degré ; à 56 degrés elle atteint l'énorme proportion de 2 kilogrammes et demi. Pour M. Mialhe l'eau des bains s'introduirait par endosmose. Mais M. Sales Girons lui oppose des expériences microscopiques qui démontrent que la peau vivante ne se comporte pas comme la peau morte, et l'imbibition ne dépasse pas l'épiderme. Tout donc porte à croire que l'absorption cutanée s'opère par les parties des glandes sudoripares qui, selon M. Sappey, sont au nombre de 6 à 800,000 ; elles s'ouvrent à la surface du corps, plongent plus ou moins dans le derme, le traversent même. Le fait matériel donc de l'absorption cutanée est irrécusable, et la clinique, de temps immémorial, a donné aux divers bains une importance qui ne peut pas être attribuée exclusivement à la température. Il ne peut venir à l'esprit d'aucun médecin sensé que le liquide d'un bain soit complètement indifférent. Il n'y aurait pas de raison pour envoyer des malades aux bains de mer, ou aux sources d'eaux minérales, si les éléments que l'eau des bains tient en dissolulution ne devaient avoir aucune influence sur l'économie, et à part le cas de plaies, on ne peut admettre d'autre influence que l'absorption d'une partie des éléments minéraux qui entre dans la composition des bains médicinaux. L'un des effets des bains de l'eau de Salès, c'est l'amaigrissement rapide qui se produit sur les sujets qui en font usage, et pour modérer cet effet on a l'habitude de la mêler à une égale quantité d'eau simple. Nul doute donc que les malades qui ont ressenti un effet salutaire de l'usage simple des eaux en boisson, et topiquement, ne doivent au contraire éprouver une modification profonde de leur constitution.

Les observations qu'a recueillies le Dr Brugnatelli à son établissement sont très-nombreuses et toutes d'une sérieuse importance. J'en citerai quelques-unes.

1° Dame de 20 ans, tempérament lymphatique exagéré, à la suite d'avortement et métrite consécutives, a eu une induration de l'uterus à faire croire à une tumeur squirrheuse. Les seins également acquièrent une dureté à faire supposer la même maladie. Les iodures *intus et extra*, les bains de mer les Eaux de Saint-Pellerin n'ont pas apporté de changement dans son état de santé.

L'usage des bains d'Eau de Salès avec moitié d'eau simple, amènent la résolution en moins de 20 jours.

2° Demoiselle de 15 ans, scrofuleuse, non menstruée, adénite cervicale, lipothymie. Fait usage des Eaux de Salès, pendant quelque temps sans succès. Est guérie dans l'espace de 20 jours en faisant usage des bains.

3° Garçon de 10 ans, affecté depuis 5 ans déjà d'engorgements des glandes lymphatiques du cou, axillaires et inguinales; ne retire aucun profit de toute la série des médicaments antiscrofuleux, y compris l'Eau de Salès intérieurement. Il est envoyé par le Dr Morgani sur l'avis du professeur Panizza, aux bains d'Eau de Salès. Au bout de 2 mois de séjour à Rivanazzano, avoir pris 45 bains, et bu de l'eau à la source, il retourna guéri à Milan.

Je termine ici le contingent des observations; presque toutes se ressemblent, parce que la scrofule ressemble toujours à elle-même, et qu'elle est identique dans tous les pays. J'ai vu une quantité considérable de scrofulides que les anciens désignaient sous le nom de *lupus* guéries après une ou deux saisons à Rivanazzano. Le *lupus tuberculeux*, scrofulide tuberculeuse de Bazin est celui qui présente le plus de résistance au traitement et qui récidive. Je me rappelle qu'une dame de Milan qui se croyait guérie, voyait au printemps pendant quatre ans se reproduire sur la joue droite des tubercules qu'on croyait disparus. Une ulcération s'établissait, qui se cicatrisait en peu de temps sous l'influence du traitement des eaux, mais d'autres tubercules se montraient au pourtour des premiers. Enfin cette prolifération s'arrêta au bout de quatre ans sans plus reparaître, et sans laisser de difformité bien accusée.

On lit dans la monographie du Dr Tosi l'observation de guérison d'un eczéma rebelle, d'un herpès avec croûtes et ulcérations, d'une carie du vomer et du frontal de nature syphilitique, et d'autres maladies de nature non-scrofuleuse, mais justiciables des préparations iodurées.

De tous les faits et observations cliniques que je viens d'énumérer, on peut tirer les conclusions suivantes :

1° L'eau de Salès mérite d'être classée parmi les médicaments anti-scrofuleux les plus actifs ; elle guérit les diverses manifestations de la maladie scrofuleuse à la manière des autres préparations iodurées ;

2° Elle réussit souvent à guérir, alors que les autres médications n'avaient pas donné de résultats bien satisfaisants ;

3° Les bains d'eau de Salès et l'usage interne de ces eaux à la source même, constituent le traitement antiscrofuleux le plus énergique, et c'est celui qui donne les résultats les plus prompts, et les plus durables.

4° Son administration en est très-facile. A la dose de 2 à 3 cuillerées à bouche, trois fois par jour dans de la soupe non salée ou dans du lait pour les adultes, au moment des principaux repas. Pour les enfants, la moitié de cette dose est très-bien tolérée, et produit des effets thérapeutiques assez rapides.

En général on ne dépasse pas la dose de 100 à 120 grammes par jour.

5° On a constaté quelques symptômes d'intoxication iodée sur des individus qui ont voulu ingurgiter des doses trop considérables d'eau minérale.

A. Parent, imprimeur de la Faculté de Médecine, rue Mr-le-Prince, 31.

215